CONTRIBUTION A L'ÉTUDE

DE LA

DYSPHAGIE

CHEZ LES TUBERCULEUX

PAR

Charles BOVET

DOCTEUR EN MÉDECINE DE LA FACULTÉ DE PARIS

PARIS

ALPHONSE DERENNE

52, Boulevard Saint-Michel, 52

1883

CONTRIBUTION A L'ÉTUDE

DE LA

DYSPHAGIE

CHEZ LES TUBERCULEUX

PAR

Charles BOVET

DOCTEUR EN MÉDECINE DE LA FACULTÉ DE PARIS

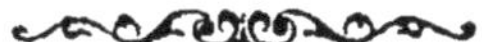

PARIS

ALPHONSE DERENNE

52, Boulevard Saint-Michel, 52

1883

A LA MÉMOIRE DE MON FRÈRE

A MES PARENTS

A MA FAMILLE

A MES AMIS

CONTRIBUTION A L'ÉTUDE

DE LA

DYSPHAGIE CHEZ LES TUBERCULEUX

AVANT-PROPOS

Après avoir eu l'occasion pendant plusieurs mois d'étudier la marche de la tuberculose des voies digestives supérieures et du larynx, nous avons été frappé de deux choses : d'abord de la fréquence extrême du symptôme dysphagie, ensuite de l'influence énorme qu'exerce ce symptôme sur l'évolution de la maladie.

En effet, parmi le grand nombre de phthisiques atteints d'ulcérations buccales, pharyngées et laryngées que nous avons pu voir, surtout depuis que notre attention a été attirée sur ce sujet, nous avons noté la dysphagie dans presque tous les cas et nous avons également constaté que la précipitation des accidents qui mènent à la cachexie confirmée devait être mise sur le compte de la difficulté ou de l'impossibilité de la déglutition. Nous croyons en un mot que les tuberculeux auxquels nous faisons allusion pourraient vivre plus longtemps et surtout avoir une fin d'existence bien moins cruelle si l'obstacle à la nutrition causé par la dysphagie douloureuse n'existait pas ou était notablement diminué. Hâtons-nous d'ajouter que ce fâcheux symptôme peut être constamment atténué sinon toujours complètement enrayé par un traitement très simple, mais dont l'administration déjà ancienne n'a pas été sans doute suffisamment vulgarisée puisque un nombre incalculable de phthisiques succombent, à notre avis prématurément, faute d'y avoir été soumis.

Nous avons été à même, en assistant pendant plusieurs mois à la clinique laryngoscopique de l'hôpital Lariboisière (service de M. le Dr Proust), d'examiner un grand nombre de phtisies laryngées et trois bucco-pharyngées. Nous y avons vu venir un certain nombre de malades qui s'y présentaient en accusant une impossibilité d'avaler dont on n'avait pu les soulager en ville. Or, ces malades qui étaient dans un état de cachexie avancé du fait de leur maladie et surtout, d'après nous, du fait de leur dysphagie, recouvraient nous ne dirons pas la santé, mais une amélioration très notable après quelques attouchements narcotiques de leurs surfaces ulcérées. Ils pouvaient manger parfaitement et parfois même engraisser un peu alors que l'état dans lequel ils s'étaient présentés avait fait porter un pronostic funeste à brève échéance.

Le sujet dont nous nous occupons n'est ni nouveau ni nouvellement traité. Cependant si l'on a beaucoup écrit sur l'existence de la dysphagie chez les tuberculeux, sur ses symptômes et sa pathogénie on a été en général bien bref sur son importance pronostique et sur son traitement.

En 1882 une thèse a été soutenue à la faculté de Paris sur la forme dysphagique de la phtisie laryngée, par le Dr Alphonse Ferrand. L'auteur de cette thèse a, comme nous, basé son travail sur des faits observés à la clinique de Lariboisière, mais il l'a fait à un point de vue un peu différent du nôtre.

L'historique, les symptômes et les lésions qui causent la dysphagie y sont bien étudiés. Un court chapitre consacré au traitement de la dysphagie par des applications narcotiques termine cette intéressante étude.

Quant à nous, sans avoir eu la prétention de traiter en l'épuisant à fond le sujet de la dysphagie chez les tuberculeux, nous avons simplement voulu, en apportant de nouveaux faits insister sur quelques points spéciaux, notamment : la pathogénie de la dysphagie et surtout son traitement, ordinairement palliatif, quelquefois curateur de la lésion qui la détermine, toujours basé sur une indication spéciale révélée par l'examen au laryngoscope.

Nous commencerons par un court chapitre sur la dysphagie dans la tuberculose bucco-pharyngée, puis dans un second chapitre nous étudierons successivement : A. la dysphagie par ulcération ; B. la dysphagie par tuméfaction ; distinction qui a une grande importance au point de vue thérapeutique.

Nous tenons avant d'entrer plus avant dans le sujet de notre thèse, à remercier Messieurs Schmitt et Malibran, internes en médecine à l'hôpital Lariboisière, d'avoir bien voulu nous guider dans le cours de nos recherches.

CHAPITRE I

Nous n'avons observé que trois cas de tuberculose bucco-
pharyngée : l'un, dont nous rapportons l'observation, le 2°
dont le voile du palais et le pharynx étaient envahis n'a été
que deux fois soumis à notre examen parce qu'il se trou-
vait à son entrée à l'hôpital dans un tel degré de cachexie
qu'il a succombé trois jours après son admission. Enfin le
3° ne s'est présenté que deux fois à la consultation et n'a
plus été revu ; il présentait une tuberculose de toute la
face muqueuse de la joue gauche et souffrait surtout pendant le premier temps de la déglutition et pendant la mas-
tication.

Devant cette pénurie de faits personnels, nous avons dû
faire des recherches à ce sujet dans les auteurs et nous
avons pu constater qu'il existe une parfaite similitude entre tous les cas d'angine tuberculeuse décrits par eux et
celui dont nous rapportons l'histoire.

Partout l'on trouve notée la même dysphagie, surtout à
la période ulcéreuse, l'amélioration constante des symptômes sous l'influence du traitement narcotique, l'absence
d'amélioration et la mort rapide lorsque le malade, non
soumis au traitement de la dysphagie a été obligé de se
priver de toute alimentation.

Dans sa thèse inaugurale, M. le Dʳ Barth (1) donne un tableau complet et très exact du malade atteint de dyspha-gie. Nous y trouvons exactement les mêmes symptômes que chez le malade qui fait le sujet de notre observation.

1. Cette symptomatologie est variable suivant la période de l'angine à laquelle le malade est observé.

A la période initiale, les malades se plaignent d'une simple gêne, d'un sentiment de constriction en arrière du larynx ; il y a de la cuisson ou de la démangeaison qui sont pénibles au moment où le malade fait le mouvement d'avaler et quelquefois cette douleur qui peut-être limitée à un point de l'orifice guttural, peut produire surtout à la partie supérieure du gosier la sensation d'une véritable brûlure. Toutes les substances dégluties ne réussissent pas également à produire ces douleurs. Les aliments solides, surtout les bouchées volumineuses, passent plus difficilement que les liquides. Parmi ces derniers, les alcools, les substances irritantes et acides produisent par leur contact avec les ul-cérations des sensations extrêmement pénibles, comparables à celles d'une écorchure ou du passage d'un charbon ardent.

Lorsqu'un malade vient se plaindre des symptômes que nous venons d'énumérer et qu'on pratique l'examen de la gorge, on y constate des lésions peu en rapport avec l'intensité des phénomènes douloureux : on aperçoit en un point limité du voile de palais ou des amygdales quelques éminences grisâtres, très petites, se détachant sur le fond rouge de la muqueuse. Elles sont disséminées ou bien con-

1. H. Barth. De l'angine tuberculeuse. Thèse de Paris 1880.

fluentes sous forme de plaques non ulcérées et entourées de points jaunâtres. Si l'on continue à suivre le malade et qu'on assiste à l'évolution toujours rapide des lésions, on voit le tableau symptomatique s'aggraver parallèlement.

La douleur spontanée que nous avons vu s'exaspérer considérablement sous l'influence de la déglutition présente de fréquentes irradiations vers les oreilles et devient insupportable au moment du contact de la langue avec la voûte palatine et surtout lorsque la contraction du pharynx vient embrasser le bol alimentaire qui frotte les surfaces ulcérées. La dysphagie, plus considérable avec le passage des solides, présente alors un degré qui, d'après Isambert, n'est atteint dans aucune autre maladie, même dans les cas de cancer et de phthisie laryngée avec ulcérations et œdème de l'épiglotte et des aryténoïdes. Tout aliment solide est rejeté, les liquides passent avec une grande difficulté et si le pharynx ne se refuse pas instinctivement à la déglutition, le malade qui prévoit la torture qui l'attend, préfère se laisser mourir de faim plutôt que de l'endurer de nouveau.

Si l'on pratique l'examen local à cette période de l'angine tuberculeuse, on se rend facilement compte de la production de la dysphagie. L'isthme du gosier et le voile du palais, les piliers et les amygdales constituent une large surface grisâtre à bords déchiquetés, se creusant de plus en plus, saignante et recouverte de muco-pus concrété. De plus il y a un œdème notable qui s'ajoute à la dénudation des parties pour augmenter la douleur d'une difficulté mécanique plus ou moins accentuée.

La douleur joue donc le rôle principal dans la dyspha-

gie, mais elle n'est pas seule en cause. Il faut y ajouter
une difficulté mécanique qui résulte de l'infiltration des
parties et de la parésie musculaire qui est à peu près constante lorsque cet organe est atteint par la tuberculisation.
Le voile du palais arrive même à ne plus pouvoir se ten-
dre pour empêcher la communication entre le pharynx et
les fosses nasales. Alors la déglutition des liquides est
entravée à son tour, une partie reflue par les fosses nasa-
es, l'autre arrive à passer dans l'œsophage, mais non en
totalité, car quelques gouttes tombent dans la cavité du
larynx et produisent de violents accès de toux et de la
suffocation.

Nous venons de dire que la douleur est souvent irradiée
aux deux oreilles et surtout pendant le moment de la déglutition. Barth rapporte dans sa thèse une observation
dans laquelle ce symptôme, magistralement décrit par
Fauvel à propos de la phtisie laryngée, était le plus pénible de la maladie. Cherchant à en donner une interprétation satisfaisante, il invoque l'opinion de Traube qui les
a signalées un des premiers et les attribue à des ulcérations siègeant au voisinage de l'orifice guttural de la
trompe d'Eustache; d'après l'auteur allemand, l'influence
de la déglutition s'expliquerait par la dilatation que subit
l'orifice de la trompe lorsque le muscle péristaphylin
externe se contracte. Barth cite également mais pour la
combattre l'opinion de Fraenkel, de Berlin (1) qui n'a
jamais constaté à l'examen rhinoscopique, de lésions des
trompes dans les cas de douleurs vives d'oreilles. Il pense

1. Fraenkel : *Ueber die miliartuberkulose* des pharynx (Berliner
Klin. Wochenschr 1876).

donc qu'il s'agit d'une sensation réflexe transmise par le rameau de Jacobson et par le glosso-pharyngien.

Quant à nous, il nous semble que les deux opinions ne s'excluent pas : les ulcérations des trompes constatées par Barth ont sans aucun doute contribué à la production des douleurs d'oreilles dont souffraient ses malades ; mais les faits de Fraenkel doivent recevoir l'interprétation proposée par son auteur. Nous devons ajouter comme appui à l'opinion de ce dernier que nous avons constaté ces douleurs auriculaires exagérées par la déglutition chez des malades qui ne présentaient que de la phthisie laryngée, même avec ulcérations siégeant uniquement sur les cordes vocales, l'épiglotte et les replis aryténo-épiglottiques étant intacts ; le pharynx était absolument sain.

Nous avons du reste consulté à cet égard M. le Dr Coupart, chef de clinique de Fauvel et nous avons pu, grâce aux faits que nous a exposés cet habile laryngoscopiste, nous convaincre de la rareté des cas dans lesquels l'opinion de Traube doit être acceptée.

Il existe en effet, nous a-t-il dit, des douleurs d'oreilles dans un grand nombre de circonstances où des régions éloignées de la trompe d'Eustache sont seules atteintes. L'excision de la luette cause souvent pendant quelques jours de vives douleurs avec irradiations dans les oreilles, surtout pendant la déglutition ; dans des cas d'ulcérations épiglottiques causant des douleurs auriculaires, des applications morphinées sur la région ulcérée font cesser les douleurs irradiées.

Nous avons vu, nous-même, la cautérisation du larynx

provoquer des douleurs auriculaires violentes et immédiates, dans la phthisie laryngée.

En un mot, la plupart du temps, l'orifice guttural de la trompe d'Eustache n'a rien d'anormal et les lésions tuberculeuses éloignées sont la principale cause des douleurs ressenties dans la région de l'oreille.

2. — Dans tous les cas d'angine tuberculeuse la marche de la maladie est rapidement fatale, mais nous croyons que la dysphagie active grandement la terminaison. Dans une observation de Bucquoy citée par Isambert et dans deux cas observés par le savant laryngoscopiste de Lariboisière, la mort a été le résultat de la consomption pulmonaire, mais il n'a existé aucun phénomène laryngien. Isambert (1) ajoute : « l'inanition, résultant de la dysphagie presque absolue a joué un grand rôle dans la terminaison funeste. »

3. — En présence d'un symptôme aussi important que la douleur à la déglutition qui est un supplice permanent pour le malade et précipite la marche de la maladie, l'indication thérapeutique unique est facile à formuler : il s'agit d'anesthésier les surfaces douloureuses. (Il est bien entendu que si la lésion était à sa phase initiale on la détruirait au fer rouge, mais on est bien rarement appelé avant la période où tout traitement curateur est devenu impossible).

Plusieurs agents thérapeutiques ont été proposés dans ce but : Gibb a proposé des attouchements répétés avec un glycérolé de bromure d'ammonium. Mandl a employé un

1. Conférences clin. sur les maladies du larynx et des premières voies. Paris 1877.

glycérolé phéniqué à 1 pour 100. Krishaber a préconisé un collutoire au bromure de potassium et au permanganate de potasse.

Nous n'avons par nous-même aucune expérience de ces divers moyens car nous ne les avons pas vu employer. Nous avons vu employer dans les deux cas que nous avons eu l'occasion d'observer le traitement préconisé par Isambert, c'est-à-dire les attouchements avec la glycérine morphinée. Barth s'est bien trouvé d'applications d'une solution ainsi composée :

$$\begin{array}{ll} \text{Glycérine} \dots\dots\dots\dots\dots\dots & \text{30 gr.} \\ \text{Chlorhydrate de morphine} \dots\dots & \text{0,25 centigr.} \end{array}$$

Cette solution est très faible comparativement à celle dont nous avons pu constater l'efficacité. Cette dernière, employée quotidiennement, avait pour formule :

$$\begin{array}{ll} \text{Glycérine} \dots\dots\dots\dots\dots\dots & \text{20 gr.} \\ \text{Chlorhydrate de morphine} \dots\dots & \text{1 gr.} \end{array}$$

Grâce à ce traitement le malade dont nous rapportons l'observation n'était certes pas exempt de toute douleur, mais il pouvait manger facilement, ce qu'il ne pouvait faire avant son entrée à l'hôpital. Il n'est pas douteux pour nous que ce malade ne fût mort beaucoup plus tôt si on eût assisté en spectateur inactif à l'évolution de sa maladie. Bien que la terminaison ait été dans ce cas assez rapide, on peut être satisfait d'avoir vu mourir ce malade sans les souffrances qui sont inséparables d'un pareil état. En effet, la veille de sa mort, il mangeait et se levait dans la salle comme à l'ordinaire quoique très faible.

Voici cette observation :

Observation I (personnelle).

Le nommé Merlet Pierre, 28 ans, cocher, entre à Lariboisière, salle Saint-Charles, n° 28 (service de M. le Dr Proust), le 15 février 1883.

Cet homme nous apprend qu'il tousse et maigrit depuis cinq mois.

Mère morte d'une bronchite. Père bien portant. Pas de syphilis.

Il y a trois mois, picotements dans la gorge pendant la déglutition ; puis bientôt après sensations de plus en plus vives et souffrances spontanées. Le malade compare sa douleur à un fer rouge qui pénétrerait dans sa gorge chaque fois qu'il tente d'avaler sa salive. Les liquides sont mieux tolérés que les solides et les boissons ne refluent pas par le nez. Pas de douleurs d'oreilles.

Tels sont les symptômes dont le malade se plaint à son entrée à l'hôpital.

Localement on trouve l'état suivant : au niveau de l'amygdale droite, profonde ulcération qui a détruit la glande ; le fond est grisâtre et jaune, anfractueux et recouvert de mucosités purulentes ; les bords très déchiquetés se confondent avec des plaques irrégulières de même teinte, mais seulement érodées. A la partie supérieure, surtout entre les piliers et la luette, existent aussi quelques plaques plus petites, pointillées ou irrégulièrement déchiquetées, d'un gris-jaunâtre et non ulcérées. Du côté gauche, quelques points grisâtres non ulcérés au-dessus des piliers.

Le larynx présente les lésions de la phthisie laryngée à la période ulcéreuse, de sorte que la dysphagie peut être mise en partie sur le compte de la perte de substance épiglottique.

La maigreur est extrême, car le malade ne mange plus et les lésions pulmonaires sont également à la période ulcéreuse.

Au premier abord, l'ulcération de la région amygdalienne droite semble être de nature syphilitique; aussi M. Proust conseille-t-il de laisser le malade pendant quelques jours sans traitement local pour en suivre l'évolution.

20 février. — L'ulcération s'est creusée et étendue; on cherche à la modifier par de la teinture d'iode pure.

Ce traitement poursuivi pendant plusieurs jours ne donne aucun résultat.

2 mars. — On touche quelques points au thermo-cautère, mais la surface est tellement anfractueuse et étendue que tout ne peut être touché.

3 mars. — Le malade a beaucoup souffert, et sous l'influence de la brûlure, l'ulcération paraît s'être agrandie; du côté gauche, il existe maintenant une érosion assez étendue.

Application de glycérine morphinée au 1/20.

4 mars. — Le malade a pu déjeûner quoique avec assez de peine. La douleur a reparu trois heures après et il lui a été impossible de dîner.

5 mars. — Nouvelle application morphinée : même résultat satisfaisant durable jusqu'au soir quoique à un moindre degré.

L'application calmante est ainsi répétée quotidiennement excepté le mercredi et le dimanche où il n'y a pas consultation. Ces jours-là le malade souffre de nouveau; pour être persistant l'effet calmant a besoin d'être provoqué tous les jours.

25 mars. — Le malade a encore maigri et est très faible. Cependant il s'alimente et ne souffre pas. Les bouchées volumineuses et solides passent toujours difficilement.

3 avril. — Amélioration persistante de la déglutition. Le malade très content demande à sortir. Exeat le 3 avril.

4 avril. — S'est senti très faible et demande à rentrer. Les jours suivants il peut descendre à la consultation sauf le 9 avril.

10 avril. — A 6 heures du matin, mort par syncope.

Ce malade est donc arrivé à mourir pour ainsi dire debout, au lieu d'avoir passé par les souffrances d'une longue agonie. De cette observation nous rapprocherons le fait suivant observé par Isambert et rapporté par lui dans ses conférences cliniques.

Il s'agit d'une malade âgée de 25 à 30 ans, observée en 1875 et présentée à la Société médicale des hôpitaux la même année. L'importance de ce fait nous oblige à le citer textuellement.

« La lésion, c'est-à-dire l'érosion superficielle de la muqueuse constituée par de fines granulations tuberculeuses, n'occupait encore que la face antérieure de la luette et le pilier postérieur droit du voile du palais. Elle est en tout semblable, comme aspect et comme nature, aux ulcérations tuberculeuses de la langue, étudiées dans ces dernières années. La luette était encore intacte, mais le pilier postérieur était déjà fortement entamé ; derrière l'ulcération de ce voile une excavation presque large comme une pièce de 20 centimes tendait à se former dans la paroi pharyngienne postérieure et cette surface se couvrait de la teinte grisâtre qui a été mentionnée dans toutes les observations connues. Les poumons présentaient déjà aux sommets quelques craquements humides.

« Depuis l'époque où la malade a été présentée à la Société des hôpitaux, nous avons continué à la soigner, soit à l'hôpital, soit à notre service de traitement externe. La luette n'a pas tardé à se prendre et à tomber, détruite à sa base par la tuberculose miliaire ; mais, à partir de ce moment, l'état de la muqueuse a paru s'améliorer ; le voile du palais n'étant plus tiraillé par le poids de cet appendice, est devenu un peu moins douloureux ; en même temps, et après il est vrai bien des oscillations en bien ou en mal, les granulations tuberculeuses ont paru s'éliminer petit à petit par un travail de caséification et de suppuration, et les petites ulcérations alvéolaires qui se produisent à la suite de ce travail ont paru se combler en partie. Les piliers, le bord libre du voile du palais ont pris un aspect meilleur, et l'ulcération que nous signalions à la paroi postérieure du pharynx et qui était déjà caséeuse, est elle-même détergée et comblée en partie. Les surfaces encore mamelonnées ont perdu leur aspect blanchâtre et présentent une couleur rose de bonne nature. Ce résultat tout à fait inespéré, si on se rapporte aux observations connues antérieurement, a été obtenu par des attouchements presque journaliers avec la glycérine morphinée. Ce topique, uni d'ailleurs à l'action d'un traitement général reconstituant est celui qui paraît le mieux réussir.

« ..... La morphine a pour premier avantage d'endormir efficacement la douleur, si vive en pareil cas, de calmer la dysphagie ordinairement intolérable qui tend à se produire ; et la glycérine que nous lui donnons comme véhicule, a par elle-même une action cicatrisante qui paraît rester dans les limites que comporte l'état des surfaces malades. »

Cette observation est très instructive au point de vue qui nous occupe. Ainsi, voilà une femme dont l'état local a été assez grave pour qu'une partie de la luette se soit détachée et dont la dysphagie a été améliorée au point que ce symptôme a disparu et que la maladie a semblé guérir. Mais Isambert ajoute :

« Il est à craindre, toutefois, que l'amélioration ne soit que passagère, car nous avons assisté à bien des alternatives d'amélioration et de rechute. » Il dit ensuite que la phthisie laryngée existe depuis longtemps chez sa malade et que le pronostic garde encore toute sa gravité au moment où il écrit l'histoire de sa maladie.

Il n'en résulte pas moins un fait extrêmement important, l'enrayement de la dysphagie et un commencement de guérison sous l'influence d'un traitement local cicatrisant et surtout narcotique. En effet, quoique Isambert ne le dise pas, si sa malade avait continué à avoir une dysphagie telle que la nutrition ait dû en souffrir, ce résultat n'aurait pas été obtenu.

En lisant la thèse de Barth, nous avons trouvé des exemples analogues ; mais nous avons également lu des observations d'angine tuberculeuse rapidement mortelle à cause de l'impossibilité de la nutrition causée par la dysphagie, faute d'un traitement narcotique.

Il ressort clairement de cette courte étude sur la dysphagie dans l'angine tuberculeuse, que ce symptôme constitue à lui seul presque toute la maladie, qu'il prime au moins tous les autres par son intensité et par les conséquences terribles qu'il a sur l'évolution de la maladie.

Il en ressort également un point des plus importants c'est que les attouchements journaliers à la glycérine morphinée en faisant disparaître ou en atténuant ce symptôme rendent la maladie tolérable et en ralentissent la marche parce qu'ils permettent au malade de continuer à se nourrir.

Ajoutons pour terminer que l'absorption prolongée de petits fragments de glace est un bon adjuvant aux applications de glycérine morphinée pour combattre ces douleurs de la déglutition.

CHAPITRE II

Nous avons vu dans la précédente étude que la dysphagie est le symptôme prépondérant de l'angine tuberculeuse. En est-il de même pour la phthisie laryngée ? Assurément non pour les premières périodes de la maladie et dans quelques cas exceptionnels à la période ulcéreuse. Mais dans l'immense majorité des cas, les troubles de la déglutition arrivent à dominer tous les autres symptômes vers la fin de la maladie, exactement comme dans la tuberculose bucco-pharyngée quoique à un moindre degré.

Ces troubles présentent ici un peu plus de complexité que dans l'angine tuberculeuse, car les lésions qui sont susceptibles de les causer sont multiples. Nous avions d'abord songé pour mettre plus d'ordre et de clarté dans cette étude à établir la division suivante, basée sur la pathogénie et la dysphagie : 1° *Dysphagie mécanique*, c'est-à-dire causée par une lésion organique (perte de substance, tuméfaction formant presque corps étranger), provoquant une contraction défectueuse des muscles de la déglutition ou impuissante à maintenir fermée la communication du pharynx avec les voies aériennes pendant le second temps de la déglutition.

2° *Dysphagie douloureuse*. — C'est-à-dire contractions

musculaires rendues défectueuses par la sensation extrêmement pénible produite sur les surfaces ulcérées par le bol alimentaire, ou simplement douleur assez vive par elle-même pour que le malade se refuse à toute alimentation.

Cette division nous a paru défectueuse, d'abord parce qu'il est très difficile de dire dans chaque cas particulier quelle part peuvent prendre ces divers éléments pour entraver la déglutition et ensuite parce que nous croyons la dysphagie exclusivement mécanique, bien rare ou liée seulement à des attitudes vicieuses de l'épiglotte. Il est probable que ces éléments de dysphagie existent tous à la fois en proportion variable chez tous les individus atteints de phthisie laryngée avancée.

Chez tous ces individus, en effet, il existe une perte de substance plus ou moins considérable de l'épiglotte qui favoriserait, suivant certains auteurs, le passage des aliments dans les voies aériennes ; souvent aussi c'est une tuméfaction œdémateuse du même appendice cartilagineux qui entrave la déglutition à la fois mécaniquement, mais surtout en causant à ce moment une douleur extrêmement vive parfois irradiée aux oreilles. Très rarement, on peut observer le reflux des boissons par le nez lorsqu'il se joint aux troubles précédents un certain degré de parésie du voile du palais par pharyngite concomitante. Enfin les tiraillements exercés par les muscles en contraction sur des parties ulcérées qui ne sont pas douloureuses spontanément, ni par le passage du bol alimentaire avec lequel il leur est impossible d'être en contact, ces tiraillements, disons-nous, sont une cause fréquente de dysphagie qui est alors à la fois mécanique et douloureuse.

Cependant, forcé de dissocier ces divers éléments ordinairement réunis dans la clinique, nous avons, après réflexion, résolu d'adopter la division suivante qui a l'avantage d'être basée sur la thérapeutique. Nous étudierons : 1° la *dysphagie par ulcération*, notamment par perte de substance de l'épiglotte ; 2° la *dysphagie* produite par la *tuméfaction œdémateuse* de l'épiglotte, des replis aryténo-épiglottiques et des aryténoïdes, en un mot par l'œdème d'une ou de la totalité des parties qui constituent l'orifice supérieur du larynx.

Ces deux types sont ceux que l'on rencontre le plus fréquemment dans la clinique : le premier souvent isolé ; le second toujours lié au premier dont il est la conséquence, mais non toujours situé dans la même région, ce qui permet de l'étudier à part.

§ 1. — *De la dysphagie par ulcérations*

La physiologie nous enseigne que pendant le deuxième temps de la déglutition, l'épiglotte poussée en arrière par la base de la langue sur l'orifice du larynx porté en haut et en avant ferme complètement celui-ci et prévient l'entrée de parcelles alimentaires dans les voies aériennes.

Il était donc naturel de penser que la destruction partielle ou totale de cet appendice cartilagineux dût entraver plus ou moins la déglutition en provoquant par introduction de corps étrangers dans la cavité du larynx, de la toux, de la suffocation, etc... outre le passage incomplet du bol alimentaire par les voies naturelles.

Cependant il est remarquable combien peu l'attention

des cliniciens a été peu éveillée sur ce sujet. Chacun d'abord s'est accordé à dire que la douleur spontanée, qui consiste simplement en une sensation de picotement siégeant presque toujours au niveau de l'interstice tyrohyoïdien, est rare dans la phthisie laryngée.

Non seulement, d'après Trousseau et Belloc, la douleur peut être nulle depuis le commencement jusqu'à la fin de la maladie, mais il en a été ainsi dans plus de la moitié des cas observés par eux. « Il est même remarquable, disent-ils, que ceux qui avaient souffert un peu quand la maladie était à son début et que la phlegmasie était encore à l'état aigu, cessent de souffrir quand la membrane muqueuse et les cartilages du larynx sont presque entièrement détruits par l'ulcération ou par la nécrose, ce qui s'explique bien simplement : ils ne souffrent plus parce qu'ils n'y a plus de membrane sensible. L'ulcération a tout détruit, la muqueuse et ses nerfs. »

Cette interprétation peut être acceptée dans les cas bien rares où le malade survit à des lésions aussi avancées, mais elle ne nous explique pas pourquoi la douleur spontanée est nulle ou rare dans la phthisie laryngée avant cette période.

Si l'ulcération laryngée n'est pas douloureuse spontanément c'est, à notre avis, un caractère qui lui est commun avec tous les ulcères à marche chroniques même tuberculeux, lorsqu'ils sont à l'abri de tout contact irritant. C'est pour cela que les ulcères qui sont situés dans l'intérieur du larynx ne sont pas douloureux même pendant la déglutition si les boissons ou les aliments sont dans l'impossibilité de les irriter par leur contact et si les mouvements du larynx n'arrivent pas à les tirailler. De même aussi les ulcérations de l'orifice supérieur du larynx pourront ne causer aucune douleur pendant le repos ; mais qu'un mouvement de déglutition vienne à se produire et le passage obligé du bol alimentaire sur la surface ulcérée sera une cause inévitable de vives souffrances ; parfois même les boissons, la salive elle-même ne seront dégluties qu'au prix d'une sensation de brûlure des plus pénibles.

En un mot la douleur spontanée n'existe pas ou est faible dans la phthisie laryngée parce que l'ulcération tuberculeuse ne devient douloureuse que sous l'influence d'un irritant. Cet irritant (déglutition de solides ou de liquides, inspiration d'air froid, de vapeurs, de poussières etc.) vient-il au contact des ulcérations, celles ci entrent aussitôt en souffrance. S'il est admis par tout le monde que la douleur spontanée est rare et peu prononcée, la douleur provoquée par la déglutition dont nous venons d'indiquer le mode de production n'a pas toujours été acceptée comme un fait fréquent.

Dans leur savant article *Larynx* du *Dictionnaire encyclopédique des sciences médicales* MM. Peter et Krishaber font remarquer que l'attention a été peu attirée de ce côté par les observateurs. Andral dit que par exception, il a constaté la douleur à la déglutition chez une jeune femme morte phthisique et chez laquelle ce symptôme rare était prédominant.

« En ce point, disent Peter et Krishaber, nous ne saurions accepter l'opinion de l'éminent clinicien. La déglutition est, d'après notre observation personnelle, douloureuse chez un quart au moins des individus atteints de phthisie laryngée et gênée chez presque tous, même quand l'épiglotte n'est pas atteinte. Quant à la douleur, elle existe toutes les fois que cet opercule est ulcéré. On sait que l'acte de la déglutition nécessite un mouvement d'élévation du larynx en totalité. Or comme les constricteurs du pharynx en se contractant exercent une certaine compression sur le larynx et comme d'une autre part celui-ci accomplit pendant la déglutition un mouvement intrinsèque très prononcé, on conçoit que la déglutition soit pénible ou gênée quand le larynx est profondément altéré.

« On peut voir alors, en effet, que les malades grimacent en mangeant, et accusent de la gêne, sinon de la douleur ; mais c'est d'une véritable douleur qu'ils se plaignent quand l'épiglotte est ulcérée sur les bords latéraux de sa base. La douleur est même alors très intense, intolérable parfois, pendant la déglutition, au point que nous avons été très souvent obligés de la calmer par des applications narcotiques pratiquées au moyen du porte-éponge. »

Ce passage d'une précision et d'une exactitude irréprochable résume admirablement tout ce qu'on peut dire sur la dysphagie par ulcérations tuberculeuses. Aussi avons-nous tenu à le citer en entier et nous ajouterons qu'il est d'accord avec tout ce que nous avons pu voir jusqu'à présent sur le très grand nombre de phthisiques que nous avons été à même d'examiner.

Mais ceci ne s'applique qu'à la disphagie douloureuse. Existe-t-il uniquement de par le fait de la perte de substance de l'épiglotte un trouble notable à la déglutition, c'est-à-dire une dysphagie purement mécanique ?

L'expérimentation physiologique s'est efforcée de répondre à cette question.

Jusqu'en 1813, l'opinion de Haller régnait sans conteste parmi les physiologistes : suivant lui, après la destruction ou la tuméfaction de l'épiglotte, la déglutition des liquides pouvait causer de funestes accidents : « *Hinc ab epiglottide erosa, aut rigida, aut resoluta, ut inverti nequiret, ex illapso in laryngem potu, funesti eventus sequuntur.* » (El. physiol., t I.VI, p. 89).

A cette époque, Magendie constate à la suite d'expériences qui consistaient à enlever l'épiglotte à des chiens, que ceux-ci avalaient les liquides et les solides, sans la moindre gêne, toutes les fois que les nerfs laryngés n'avaient pas été sectionnés, et il en conclut à l'inutilité de l'épiglotte dans la déglutition.

Cependant ces faits n'ébranlèrent pas la conviction de ceux qui, comme Merklin, Ch. Bonnet, van Helmont, avaient observé des faits cliniques en opposition avec la physiologie. De plus Reichel en 1816, constata expérimentalement une dysphagie des liquides à la suite de l'excision de l'épiglotte.

En 1841, Longet répétant les expériences de Magendie arriva aux conclusions de Reichel et rapporta de nouveaux faits cliniques dus à Pelletan, Larrey, Louis etc., favorables à sa thèse, Schiff vint à son tour confirmer l'opinion de ses devanciers relativement à la persistance de la déglutition régulière des solides ; mais il remarqua chez ses chiens en expérience, que la déglutition des liquides s'opère aussi régulièrement lorsque l'animal a le temps de se débarrasser des gouttes de liquide qui

sont restées adhérentes à la paroi muqueuse ; venait-
on à déranger brusquement l'animal en train de boire,
la toux survenait constamment. Par conséquent d'après
Schiff le rôle de l'épiglotte serait très-restreint, il consis-
teait à prévenir l'introduction des gouttelettes qui s'amassent
dans le vestibule, à la base de la langue, après la déglutition. Et encore l'épiglotte n'aurait-elle pas besoin d'être
complète pour que ce rôle fût assuré. L'excision incom-
plète ne causerait pas de dysphagie sensible, suivant Longet
et Schiff. Moura croit également que « le tiers inférieur de
l'épiglotte de l'homme prend seul une part directe à
l'occlusion du larynx pendant la déglutition et joue le rôle
d'opercule. »

La physiologie nous apprend donc que l'épiglotte est
utile seulement dans la déglutition des liquides et que son
rôle est restreint. Elle prévient l'introduction de gouttelettes
de liquides amassées à la base de la langue et c'est seulement par sa base qu'elle agit.

S'il en est réellement ainsi nous devons déclarer dès
maintenant et avant toute preuve clinique à l'appui que
la dysphagie mécanique par perte de substance épiglottique
ne saurait exister dans la phthisie laryngée. La déglutition
des solides doit en effet persister puisque le cartilage n'est
pour rien dans cette déglutition ; de plus celle des liquides
doit s'exécuter régulièrement puisque l'épiglotte n'arrive
jamais dans la phthisie laryngée à être détruite entièrement. Il est évident que la destruction envahissante de
l'opercule arriverait fatalement à son absence totale, mais
il faut bien reconnaître que les malades meurent toujours
avant que ce degré de destruction ne soit réalisé. Quant à

nous, nous avons toujours vu dans les plus larges pertes de substance la base de l'épiglotte persister sous forme d'un épais bourrelet ulcéré. Jamais nous n'avons rencontré rien qui ressemblât à une excision totale. Dans ces conditions la clinique et la physiologie sont d'accord, et nous devons conclure de tout ceci que s'il n'est pas impossible de rencontrer des cas de dysphagie mécanique, la seule dysphagie qu'on doive s'attendre à rencontrer dans la pratique est la dysphagie douloureuse. Et fort heureusement car c'est contre celle-là seule que nous pouvons quelque chose. Un argument de plus en faveur de notre opinion est tiré du traitement : toutes les fois qu'un malade atteint d'une destruction de l'épiglotte présente des troubles dysphagiques, et que l'ulcération épiglottique est touchée avec un narcotique puissant, la dysphagie cesse d'exister.

Nous plaçant donc au point de vue de la grande généralité des cas nous n'admettrons que la dysphagie douloureuse. Nous ne nions pas les exceptions et nous voulons bien croire, quoique nous n'en ayons pas rencontré d'exemples, que dans certaines conditions de rigidité, d'adhérences, etc..., les contractions du pharynx soient rendues anormales et qu'il s'en suive un certain trouble dans la déglutition des liquides ; mais encore dans ces cas le phénomène est complexe, il s'agit d'une contraction musculaire rendue défectueuse par un mauvais état de l'épiglotte et non d'un passage irrégulier de particules liquides sous l'influence de la destruction proprement dite d'une partie de l'opercule.

C'est pourquoi nous sommes surpris de voir admettre la

dysphagie exclusivement mécanique par perte de substance épiglottique, par MM. Peter et Krishaber dans leur article larynx du dictionnaire encyclpédique : « Sans méconnaître la valeur des expériences qui prouvent que des animaux auxquels on a enlevé complètement l'épiglotte semblent avoir assez bien avoir avalé après cette mutilation, nous nous bornons à constater un fait, c'est que la déglutition est difficile et gênée chez les phthisiques dont l'épiglotte est partiellement ou totalement détruite par l'ulcération. Aussi ne pouvons-nous accepter l'objection faite à la clinique au nom de l'expérimentation physiologique, attendu qu'il est d'observation que la déglutition se fait mal chez tous les phthisiques, et cela seulement lorsque l'épiglotte est comprise dans le travail ulcératif. Ce n'est point la douleur que nous invoquons en ce moment pour expliquer la difficulté de la déglutition, nous faisons intervenir seulement la perte de substance. Ainsi, et nous affirmons ce fait, la déglutition est difficile toutes les fois qu'il y a une perte de substance notable de l'épiglotte, et elle l'est plus encore dans les cas où celle-ci est immobile ou qu'elle affecte une position vicieuse. L'inspection laryngoscopique ne laisse point de doute à cet égard. »

Il est évident que de tout ceci nous acceptons les faits mais non leur interprétation ; nous ne contredisons pas que des observateurs aussi éminents que Peter et Krishaber aient constaté comme ils le disent plus loin la gêne à la déglutition même sans douleur et qu'ils aient vu au laryngoscope des pertes de substances et des attitudes vicieuses de l'épiglotte, mais nous pensons que dans les cas où la douleur n'existait pas, c'est l'attitude vicieuse gênant les contractions des muscles du pharynx et non la perte de substance exclusivement qui causait la disphagie.

Ce point de pathogénie établi, nous n'insisterons pas sur le tableau clinique de la dysphagie dans la phthisie laryngée. Nous n'aurions qu'à répéter ce que nous avons dit à propos de l'angine tuberculeuse : il semble aux malades qu'ils avalent un charbon ardent et souffrent encore plus pour la déglutition des liquides que pour la déglutition des solides contrairement à ce qui se passe pour l'angine tuberculeuse, ce qui tient à ce que toutes les surfaces ulcérées se trouvent frottées les unes sur les autres au lieu d'avoir pour point d'appui un bol alimentaire de consistance plus ou moins molle interposé entre elles. Quelques malades redoutent d'avaler leur salive et crachent continuellement. Quelquefois des aliments irritants ou acides (salade, alcools) sont mieux tolérés que des aliments plus doux comme du lait ou du bouillon.

Que l'ulcération siège en un autre point de l'orifice supérieur du larynx, du moment que les aliments seront susceptibles de frotter les surfaces ulcérées, la douleur à la déglutition existera encore plus ou moins vive.

Si au contraire les ulcérations siègent plus bas (cordes supérieures) les douleurs à la déglutition seront moins vives parce qu'elles ne seront pas causées par une irritation directe des surfaces ulcérées, mais par un tiraillement exercé par les contractions des muscles voisins. Elles existent cependant ; aussi sont-elle niées bien à tort par M. A. Ferrand. Notre observation II le démontre péremptoirement. Les ulcérations des cordes inférieures sont pour la même raison ordinairement indolores.

Comme dans la tuberculose bucco-pharyngée, on peut observer souvent des douleurs dans les oreilles et si l'irradiation porte sur une seule oreille, ce sera sur celle du même côté que l'ulcération pharyngée. Si par exemple l'ulcération siège sur le bord gauche de la base de l'épiglotte, ce sera l'oreille gauche qui sera le siège de la souffrance, fait qui peut être annoncé, au grand étonnement du malade, par le simple examen laryngoscopique, comme l'indique Fauvel. Nous ne reviendrons pas à propos de ces douleurs irradiées sur ce que nous avons déjà dit en parlant de l'angine tuberculeuse. Nous ne pouvons qu'y renvoyer. Disons seulement qu'elles sont souvent assez intenses pour inquiéter le malade plus que son affection laryngée. De plus nous pouvons affirmer qu'il n'existe pas dans ce cas d'ulcération au niveau de la trompe d'Eustache. Elles sont donc bien d'origine réflexe.

Plus les ulcérations s'étendent et plus les douleurs à la déglutition augmentent ; à une certaine période les malades ne peuvent plus avaler et se refusent même à tout mouvement de déglutition. Dans ces conditions la nutrition ne se fait plus et la cachexie n'en fait que de plus rapides progrès. Les malades succombent alors dans un état pitoyable après des semaines ou des mois de souffrances horribles et d'intensité croissante.

Telle serait évidemment la marche naturelle de la maladie et les exemples n'en sont malheureusement pas rares. Or, la thérapeutique peut beaucoup pour ces malades et cela de deux façons : 1° En calmant les douleurs elle permet la continuation de la nutrition, c'est-à-dire prolonge la durée de la vie d'une façon appréciable ; 2° Elle transforme en maladie supportable au supplice des plus atroces qui pousse le malade à se laisser mourir de faim.

Nous ne parlerons pas du traitement général de la tuberculose, mais seulement de celui de la dysphagie dans le cas d'ulcérations laryngées. Ce traitement sera évidemment institué en vue de combattre la douleur puisque nous n'admettons guère que la dysphagie douloureuse, la seule pour laquelle nous puissions quelque chose.

Nous avons vu employer toujours avec succès les attouchements quotidiens des ulcérations avec la solution morphinée dont nous avons parlé à propos de l'angine tuberculeuse, c'est-à-dire la glycérine morphinée au vingtième.

On peut adjoindre à ce traitement, ou lui substituer en cas d'inefficacité les insufflations d'une poudre composée que nous avons vu employer à la clinique de Lariboisière et dont la formule a été donnée par le Dr Martin.

Chlorhydrate de morphine. . . . . . .
Sucre en poudre . . . . } ââ
Gomme arabique pulvérisée . . . . .

on emploie cette poudre en insufflations sur la région malade. Une petite quantité de cette poudre est déposée dans un tube quelconque, soit même dans une feuille de papier roulé. On introduit le miroir laryngien préalablement chauffé de la main gauche pendant que de la droite on dirige l'extrémité du tube vers la surface malade. Le patient tient, bien entendu, sa langue lui-même de la main gauche par l'intermédiaire d'une compresse. Les choses étant ainsi disposées on n'a plus qu'à faire souffler par un aide à l'extrémité du tube pendant que le malade fait une brusque inspiration. La poudre est ainsi infailliblement projetée et éparpillée sur la surface ulcérée et dans l'intérieur du larynx. Il est bien entendu, qu'au lieu d'un simple tube on pourra faire usage d'insufflateurs spéciaux construits dans ce but.

L'effet calmant et antidysphagique de cette application est presque immédiat et plus énergique que celui qui suit les applications de glycérine morphinée. Il suit de près la sensation désagréable causée par l'amertume du chlorhydrate de morphine. La tolérance du malade pour ce mode de traitement est remarquable. La dose de morphine ainsi insufflée peut être de plusieurs centigrammes sans qu'on observe d'accidents. Quelquefois seulement nous avons noté des vomissements à la suite de la première insufflation, ou une tendance marquée au sommeil lorsque la dose était trop forte ; mais nous n'avons jamais été à même de voir se produire des accidents toxiques. Les malades sont même assez rapidement soustraits à l'influence calmante du médicament et si le déjeûner est parfaitement supporté, le dîner est souvent assez pénible. Dans les cas intenses les insufflations auraient besoin d'être répétées deux fois par jour. Dans certains cas une insufflation tous les deux ou trois jours est suffisante ; mais généralement ce traitement doit être quotidien.

On conçoit facilement que les accidents toxiques doivent être rares avec ce mode de traitement. En effet cette poudre morphinée est projetée sur une surface assez étendue ; une partie seulement de cette surface est ulcérée, c'est-à-dire apte à l'absorption et encore est-elle le plus souvent recouverte de mucosités purulentes qui s'opposent partiellement à cette absorption. Ajoutons que la salivation qui suit l'insufflation délaye une partie de la poudre et que cette partie délayée est en partie rejetée au dehors si le malade crache après cette petite opération. Les accidents ne seraient même à redouter que si la totalité de la poudre passait dans les voies digestives et alors ils se produiraient au détriment de la narcose locale qu'on veut obtenir au niveau des surfaces ulcérées. Il est donc essentiel de défendre aux malades de se gargariser ou de boire quelque temps après l'opération. Plus le contact de la poudre avec l'épiglotte ulcérée est prolongé, plus l'absorption est lente et par suite l'effet calmant durable et les accidents toxiques moins à craindre. Au contraire si le malade boit tout de suite après l'insufflation, la poudre est rapidement entraînée dans l'estomac et absorbée assez vite : il en résulte de la tendance au sommeil et peu de soulagement de la dysphagie.

M. Martin qui a une très grande expérience de ce traitement nous a dit que sur le très grand nombre de malades auxquels il l'a administré, il n'a observé qu'une seule fois des accidents assez inquiétants. Il s'agissait d'une dame qui présentait des ulcérations laryngées avec douleurs très vives à la déglutition et qui fut prise après la première insufflation narcotique de syncopes répétées. Malgré ce cas unique dans sa pratique et justement à cause de cette exception extraordinairement rare, cet habile laryngoscopiste nous a affirmé qu'il n'hésitait pas à persister dans une méthode qui avant et depuis ce fait accidentel ne lui a donné que d'excellents résultats.

Comme adjuvant aux traitements précédents il est utile de prescrire aux malades atteints de dysphagie par ulcérations le gargarisme suivant, dont ils font usage avant chaque repas :

Chlorhydrate de morphine. . . . .   0,05 centigrammes
Eau.   30   grammes.

Une cuillerée à café ou une cuillerée à soupe dans une tasse de lait tiède.

Ne pas avaler.

Observation II (personnelle).

Le nommé Rousseau Louis, 40 ans, cordonnier, se présente à la consultation des maladies du larynx à l'hôpital Lariboisière (service de M. Proust) le 28 mars.

Maigrit et tousse depuis six mois. Dysphagie seulement depuis le mois de janvier 1883. Il ressent en avalant une sensation de brûlure à la gorge. Cette sensation est plus pénible pour les liquides que pour les solides ; il a peine à avaler sa salive.

Les liquides irritants (vin pur etc.) ne peuvent être tolérés. Douleurs dans l'oreille droite pendant la déglutition.

Examen laryngoscopique. Pas d'ulcérations pharyngées, malgré la douleur de l'oreille droite.

Tuméfaction rouge de la région aryténoïdienne surtout considérable au niveau de l'aryténoïde gauche (périchondrite). Cordes vocales supérieures ulcérées surtout du côté droit ce qui explique les douleurs auriculaires du même côté. Cordes inférieures id. Replis aryténo-épiglottiques simplement rouges et légèrement tuméfiés.

Épiglotte intacte.

Le larynx est touché avec de la glycérine morphinée.

29 mars. — Le malade a été soulagé une partie de la journée seulement. Nouvelle application.

1er avril. — Même effet passager après la seconde application. Il tâchera de venir tous les jours à la consultation.

2 avril et jours suivants. — Le malade est très amélioré au point de vue de la douleur, sauf le soir ; mais à ce moment même la souffrance est moindre qu'avant le traitement. Lorsque le malade reste un jour sans venir, les souffrances deviennent très vives.

19 avril. — Prescription d'un gargarisme morphiné et insufflation de poudre morphinée.

20 avril. — Le malade a eu envie de dormir toute la journée mais n'a pas souffert du tout, même le soir.

Les jours suivants on continue le même traitement, on en revient de temps en temps à la glycérine morphinée suivant l'effet obtenu.

2 mai. — Les symptômes douloureux reparaissent toujours dès que le traitement palliatif est cessé un seul jour. Le vin pur est toujours mal toléré.

20 mai. — L'état local est toujours très satisfaisant, bien que depuis 8 jours il existe parfois un peu de douleurs dans l'oreille gauche, ce qui tient non à une ulcération de la trompe de ce côté mais à une extension de l'ulcération de la corde supérieure gauche. L'épiglotte est toujours intacte.

L'état général est toujours excellent, et le malade dit avoir engraissé de 5 livres.

Observation III (personnelle).

Beaufort Léon-Joseph, 48 ans, scieur à la mécanique, se présente à la consultation de Lariboisière le 10 avril 1883.

Malade depuis 15 mois. La voix est enrouée depuis un an. Depuis six mois environ, douleurs de plus en plus vives à la déglutition.

Les liquides surtout passent plus difficilement et la salive même est actuellement douloureusement déglutie.

La douleur est comparée par le malade à un feu qui a son siège dans le larynx et envoie de là des éclairs dans les deux oreilles.

Examen laryngoscopique. — L'épiglotte est réduite à son tiers inférieur. Son bord considérablement épaissi est le siège d'une ulcération bourgeonnante blafarde qui sécrète une notable quantité de pus. L'intérieur du larynx n'est qu'une vaste ulcération noyée de mucosités purulentes. Rien au pharynx.

Prescription pour l'état local : gargarisme morphiné, application de glycérine morphinée.

12 avril. — Le malade a été soulagé pendant quelques heures et a pu facilement déjeûner; la douleur est revenue un peu le soir et ce matin la dysphagie est aussi forte que la veille.

Comme l'intérieur du larynx a besoin d'être notablement détergé on le touche avec la liqueur de villate pure.

Le malade est immédiatement pris d'une douleur d'oreilles atroce et se comprime chacune d'elles avec ses mains pendant quelques instants. Cette cautérisation est suivie d'une insufflation de poudre morphinée qui le soulage rapidement.

13 avril. — Amélioration locale au point de vue de la douleur et de la surface ulcérée qui est un peu détergée.

14 avril et jours suivants. — Idem. Le malade ne souffre qu'un peu le soir et le matin avant de venir à la consultation. On n'a plus recours maintenant qu'à la glycérine morphinée et à la poudre. Le larynx suffisamment nettoyé absorbe mieux les préparations narcotiques.

13 mai. — En somme amélioration des symptômes. Le malade mange sans douleur et se maintient suffisamment quoique les lésions pulmonaires soient avancées.

Observation IV (personnelle)

Cuzol, 20 ans, employé de magasin, se présente à la clinique le 15 mars 1883.

Bovet   4

Malade depuis 4 ans, hémoptysies, amaigrissement, etc. Le larynx est pris depuis huit mois.

La dysphagie existe depuis trois mois, plus forte pour les liquides que pour les solides. L'oreille gauche est le siège de douleurs pendant la déglutition.

Examen laryngoscopique. — Larynx uniformément rouge.

Épiglotte un peu tuméfiée. Toute la face postérieure de sa base est ulcérée ainsi que la partie antérieure du vestibule glottique.

Les cordes supérieures tuméfiées et ulcérées surtout du côté gauche masquent les inférieures qui doivent être détruites.

Rien au pharynx.

Attouchement à la glycérine morphinée. Gargarisme morphiné.

16 mars. — Il y a eu du soulagement seulement pendant quelques heures.

17 mars. — Même traitement. Le malade prévient qu'il ne pourra venir que deux fois par semaine.

Pendant un mois le malade vient assez irrégulièrement et n'est soulage que dans l'instant qui suit l'application de glycérine morphinée.

15 avril. — Insufflation de poudre morphinée.

19 avril. — Le malade a été soulagé, mais a vomi plusieurs fois dans la journée du 15 ; de plus il a eu des faiblesses et des étourdissements. Même traitement.

22 avril. — Même traitement. Soulagement jusqu'à 5 heures du soir. Pas d'accidents d'intoxication.

Rien de changé les jours suivants. A cause de son travail le malade ne peut obtenir le soulagement quotidien qui lui serait nécessaire.

7 mai. — Parti pour l'Auvergne dans le même état de dysphagie mais plus mal comme état général.

OBSERVATION V (personnelle).

Étienne Civiale, 28 ans, tôlier, se présente à la consultation de Lariboisière, le 10 avril 1883.

Cet homme a contracté plusieurs laryngites dans son enfance, et après avoir souffert du froid pendant le siège à Paris auquel il a participé. Jamais de syphilis.

Sa santé s'était cependant maintenue satisfaisante jusqu'en 1879, lorsqu'il eut à cette époque des extinctions de voix prolongées avec améliorations temporaires.

En 1881 il consulta M. Fauvel qui le traita pour une phthisie laryngée.

Actuellement le malade très amaigri se plaint de ne plus pouvoir boire. Les aliments solides passent encore quoique difficilement. Pas de douleurs d'oreilles.

Examen laryngoscopique. — Tiers postérieur des cordes inférieures ulcéré profondément. Ulcération sur le bord gauche de l'épiglotte et sur la corde vocale supérieure du même côté.

Application de glycérine morphinée.

12 avril. — Le déjeuner a été facile. Vers le soir, la douleur est revenue quoique moindre que les jours précédents. Même traitement.

14 avril. — A partir de ce jour le malade vient trois fois par semaine à la consultation se faire toucher à la glycérine morphinée. La dysphagie a complètement disparu, il mange bien, ne ressent parfois que quelques picotements en avalant. L'état général est bon et le malade qui avait maigri reprend un peu.

OBSERVATION VI (personnelle).

Arquier Laurent, 55 ans, marchand, se présente à la clinique laryngoscopique de Lariboisière le 20 mars.

Malade depuis six ou sept mois. La maladie a commencé par une altération de la voix, mais il s'y est ajouté des picotements et une légère cuisson quand il avale sa salive ou du liquide. La dysphagie est modérée.

Examen laryngoscopique. L'épiglotte est épaissie et ulcérée sur tout son bord libre. Dans le reste du larynx simple rougeur et œdème.

léger, sauf à la région aryténoïdienne, où il existe une ulcération de petite dimension.

Applications de glycérine morphinée deux fois par semaine.

15 avril. — Le malade ne souffre plus du tout depuis qu'il vient régulièrement deux fois par semaine. Il se croit guéri et ne veut plus venir à la consultation.

§ 2. — *De la dysphagie par tuméfaction.*

Si l'on examine attentivement au laryngoscope tous les malades qui se plaignent de dysphagie, on constate qu'il n'est pas rare d'en rencontrer chez lesquels les ulcérations semblent faire complètement défaut, mais ordinairement à côté d'ulcérations de la cavité du larynx qui dans ce cas ne sont pas visibles, il existe aussi des ulcérations d'un point quelconque de l'orifice supérieur de l'organe vocal. C'est en effet un fait bien établi que cette tuméfaction œdémateuse, d'un rouge pâle avec des nuances lie de vin, est le signe d'une périchondrite produite par une ulcération du voisinage visible ou invisible au miroir laryngien. L'épiglotte est souvent le siège de ce boursoufflement qui la rend plus volumineuse et rigide. Il y a lieu alors de se demander si la dysphagie qui en résulte est mécanique ou si elle résulte de la douleur que subissent les régions tuméfiées au passage des aliments ou des boissons.

Après ce que nous avons dit sur les fonctions physiologiques de l'épiglotte, nous ne pourrions nous étendre sur ce sujet sans nous exposer à une répétition inutile. Nous dirons seulement que là encore, suivant nous, il s'agit uniquement ou au moins d'une façon tout à fait prépondé-

rante de troubles disphagiques douloureux et non méca-
niques. En effet, si rigide que soit l'épiglotte ainsi altérée,
elle ne l'est jamais assez pour que la protection offerte par
sa base à la cavité du larynx soit annihilée. De plus nous
affirmons avoir constaté la même dysphagie avec une épiglotte
indemne, mais avec une tuméfaction des aryténoïdes. Enfin
il est utile de noter un point important qui permet dans
beaucoup de cas de distinguer la dysphagie douloureuse de
la dysphagie mécanique qui peut parfois résulter de la
précédente. La dysphagie qui tient à une mauvaise contraction des muscles pharyngiens ou à un mauvais fonctionne-
ment de l'épiglotte se traduit par l'introduction de gouttelettes de liquide dans le larynx ; de là des quintes de toux
et des phénomènes asphyxiques plus ou moins alarmants.
Il n'en est pas de même dans la plupart des cas, et les
malades vous disent fort bien qu'ils éprouvent pendant le
passage du bol alimentaire une violente douleur, une sensation de brûlure souvent irradiée à l'une des deux oreilles
ou aux deux à la fois ; puis la déglutition une fois achevée
sans la moindre quinte de toux, accompagnée seulement
de douleur, tout rentre dans l'ordre ou bien il ne reste que
la douleur spontanée très peu intense.

En présence de pareils malades il est indispensable de
bien faire le diagnostic de la variété de lésions auxquelles
on a affaire et de leur siège. Car au point de vue du traitement on peut beaucoup plus que dans les cas d'ulcérations. Nous avons vu que dans les cas d'ulcérations on ne
pouvait que calmer les douleurs sans songer à refaire une
perte de substance. Là au contraire, dans les cas dont nous
allons parler, le traitement narcotique c'est-à-dire palliatif

joue encore un grand rôle ; mais nous pouvons de plus faire un traitement presque curateur non pas de la phthisie laryngée, mais de l'accident spécial qui a amené la dysphagie.

L'œdème tuberculeux, cause des douleurs dont nous venons de parler, existe toujours à la période ulcéreuse, mais il peut exister de la tuméfaction limitée en un point bien circonscrit à distance de toute ulcération. Les lésions qui amènent cette tuméfaction limitée sont des nécroses, de la périchondrite, un abcès reconnaissable à sa teinte jaunâtre, enfin un foyer caséeux. En effet comme le dit Isambert dans ses conférences cliniques « il ne s'agit pas là d'un œdème aigu, franc, sur lequel nous puissions agir aisément par des scarifications. Quand l'épiglotte présente le gonflement énorme qui lui donne l'aspect d'un phimosis ou même d'un paraphimosis, ce n'est pas de la sérosité qui s'infiltre, mais bien une matière grisâtre, compacte, que je considère, bien que l'examen histologique n'en ait point encore été fait, comme une véritable infiltration tuberculeuse. »

Il faut bien dire qu'il est difficile de se prononcer sur la part qui revient à la tuméfaction et à l'ulcération dans la production de la dysphagie car les deux lésions coexistent et la première est l'effet de la seconde ; cependant nous avons bien vu dans quelques cas la tuméfaction épiglottique avec absence d'ulcérations sur l'opercule être la seule cause de la dysphagie.

Nous n'avons observé jusqu'ici qu'un seul cas de véritable dysphagie mécanique, mais d'un mécanisme tout différent de celui qu'on a attribué à la perte de substance de l'épiglotte. Cet opercule en effet n'y était pour rien. Il s'agit d'une femme dont nous donnons ci-après l'observation et dont l'orifice supérieur du larynx est tellement œdémateux qu'il est transformé en orifice virtuel. On se demande comment la respiration n'est pas gênée avec de telles lésions. L'épiglotte est peu tuméfiée, mais ce sont surtout les replis aryténo-épiglottiques et les arytémoïdes formant deux grosses saillies blanchâtres qui par leur volume et leur ascension au moment du second temps de la déglutition mettent un obstacle assez considérable au passage des aliments solides. Il s'agit bien là d'une véritable dysphagie mécanique puisque la malade souffre à peine ou éprouve seulement une sensation de *grattement*.

Mais nous le répétons, c'est une dysphagie par rétrécissement comme pourrait en causer toute tumeur obstruant l'isthme du gosier. Il n'en reste pas moins vrai que les pertes de substances ou la tuméfaction de l'épiglotte ne donnent pas lieu à de la dysphagie mécanique par abolition des fonctions de ce fibro-cartilage.

Le traitement de la dysphagie par tuméfaction du larynx est variable suivant les cas.

Si la tuméfaction est peu accentuée, on peut recourir au traitement que nous avons préconisé à propos des ulcérations. S'agit-il d'un abcès en voie d'évolution, outre le traitement calmant qui n'est que palliatif, il est indiqué d'évacuer le pus soit en faisant au niveau de l'abcès une scarification, soit en y plongeant l'extrémité d'un galvanocautère.

Dans les cas même où la tuméfaction n'a pas l'air de représenter un abcès sur le point de s'ouvrir, lorsque comme dans le cas dont nous donnons ci-dessous la relation, on aperçoit au laryngoscope une région tuméfiée, rouge, qui est l'indice de la présence d'un foyer caséeux qui ne tardera pas à s'ouvrir, ou d'une périchondrite limitée à un aryténoïde, il ne faut pas hésiter à cautériser profondément au galvano-cautère la région qui est le siège de cette tuméfaction.

Enfin, lorsqu'il s'agit d'œdème simple, présentant cet aspect blanc, tremblotant qui appartient aux infiltrations séreuses, les scarifications peuvent parfois, quoi qu'en aient dit Isambert et d'autres auteurs, amener une certaine diminution des symptômes douloureux en rendant moindre la tension des tissus œdématiés.

La cautérisation de ces régions infiltrées peut également être essayée au moyen de galvano-cautère. On peut essayer de faire diminuer l'œdème par des cautérisations à l'aide d'une solution de chlorure de zinc à 1/30, ou bien par une solution d'acide chromique au quart ou au huitième, comme le recommande Isambert. Cet agent qui possède la propriété de faire crisper les œdèmes doit être rejeté, d'après Poyet, parce qu'il peut donner lieu à des spasmes mortels. Cependant employé avec réserve et en ne touchant que des points limités il a donné de nombreux succès à M. Martin (communic. orale).

La cautérisation au galvano-cautère pourrait dans quelques cas produire un spasme inquiétant. Il est donc bon d'avoir, pour les cas où cet accident est à redouter, tout ce qu'il faut auprès de soi pour pratiquer la trachéotomie, opération qui du reste devient tôt ou tard indispensable.

Après la cautérisation galvanique il se produit toujours de part le fait de la plaie artificiellement produite une légère exagération de la douleur; mais au bout de quelques jours tout rentre dans l'ordre, la tuméfaction diminue et la dysphagie est très diminuée ou abolie.

Observation VII (personnelle).

Le nommé Ducommun, 23 ans, comptable, vient se faire soigner depuis deux ans à la clinique de Lariboisière (service de M. Proust).

Chancre en 1878 suivi de roséole. Traitement mercuriel. Malade depuis la fin de 1880 : enrouement persistant ; à cette époque il fait son volontariat dans de mauvaises conditions hygiéniques ; de là aphonie complète et consomption rapide.

En octobre 1881 il consulte à Lariboisière et sous l'influence d'un traitement longtemps suivi (huile de morue, quinquina), l'état général devient meilleur.

Hémoptysies abondantes en 1882 ; accès de dyspnée. Tous les quinze jours pointes de feu sur le thorax en avant et en arrière au niveau des sommets.

A cette époque on a noté l'état suivant au laryngoscope : Larynx rouge, point blanc à la partie postérieure de la corde vocale droite. Tuméfaction des cordes supérieures. Les cordes inférieures se voient peu, mais le bord libre n'est pas net.

Pas de douleurs d'oreilles.

En janvier 1883 on note l'état suivant :

Épiglotte tuméfiée considérablement sur son bord gauche. Cordes supérieures tuméfiées. Corde vocale inférieure gauche détruite. Douleur dans l'oreille gauche pendant la déglutition. Muqueuse laryngée très rouge.

On touche l'intérieur du larynx avec une solution faible de nitrate d'argent au 1/60 tous les jours.

4 février. — La dysphagie qui existait déjà depuis quelque temps est maintenant très pénible. Chaque cautérisation au nitrate est suivie d'une application morphinée sur l'épiglotte ; gargarisme morphiné.

12 *février*. — L'effet calmant a été médiocre, la tuméfaction de l'épiglotte augmente : on enfonce le couteau galvano-caustique profondément au point le plus tuméfié.

14 *février*. — La douleur dysphagique a augmenté, au laryngoscope, tuméfaction un peu diminuée, mais ulcération produite par la cautérisation, glycérine morphinée.

16 *février*. — Dysphagie disparue, restent quelques picotements : la tuméfaction est trois fois moins considérable.

Les jours suivants la tuméfaction a encore diminué et l'ulcération s'est réparée. La douleur de l'oreille gauche n'existe plus.

8 *mai*. — Le malade revient à la consultation et se plaint de nouveau de ne pas pouvoir avaler ; au laryngoscope on trouve encore la région gauche de l'épiglotte tuméfiée, mais moins que la première fois.

10 *mai*. — Cautérisation plus profonde que la dernière fois sur le bord libre de l'épiglotte.

12 *mai*. — Dysphagie augmentée. Ulcération assez étendue sur le bord libre et en arrière de l'épiglotte, glycérine morphinée. La tuméfaction a cependant beaucoup diminué.

16 *mai*. — Encore un peu de dysphagie. Même état local.

24 *mai*. — Presque plus de dysphagie. Tuméfaction nulle.

L'ulcération est en voie de réparation, glycérine morphinée.

OBSERVATION VIII (personnelle).

Marie F..., 28 ans, couturière, entre à Lariboisière le 1ᵉʳ mai 1883, salle Sainte-Marie, nº 20 (service de M. Proust).

Malade depuis 1879. Début par une bronchite rebelle et des hémoptysies. Il y a six mois, après avoir eu 3 mois d'amélioration durable elle a été reprise de crachements de sang et en même temps sa voix s'est enrouée.

Depuis trois mois seulement difficulté d'avaler accompagnée de très peu de douleur, plutôt d'une simple gêne. Les aliments solides étaient plus difficilement déglutis ce qui prouve que l'œdème du larynx est considérable depuis longtemps.

Etat actuel. — Orifice supérieur du larynx très tuméfié. Infiltration pâle de l'épiglotte et des replis aryténo-épiglottiques, surtout des aryténoïdes qui se présentent au laryngoscope sous la forme de deux grosses noisettes. L'ouverture limitée par ces régions est tellement étroite qu'on s'étonne de voir le malade respirer librement. Le gonflement est assez considérable pour rétrécir notablement le pharynx au moment du deuxième temps de la déglutition. On ne voit pas la cavité du larynx.

Les liquides sont facilement déglutis. Les solides ont de la peine à passer dans l'œsophage et sont souvent ramenés dans la bouche après avoir franchi l'isthme du gosier.

Le larynx est touché avec une solution de chlorure de zinc au 1/30 tous les jours ; on n'a pas le nécessaire pour essayer la scarification.

20 mai. — Depuis quelques jours la malade avale plus facilement. Les aliments solides passent en occasionnant encore un certain effort, mais sans provoquer de douleur.

Au laryngoscope : gonflement moindre, mais les régions tuméfiées commencent à s'exulcérer.

Le malade continue à aller bien et part pour la campagne.

CONCLUSIONS

1° La dysphagie, plus intense dans l'angine tuberculeuse que dans aucune autre maladie, est causée par le frottement sur les surfaces ulcérées, des aliments surtout solides et volumineux.

2° Les douleurs irradiées aux oreilles sont le résultat d'une action réflexe et non habituellement d'ulcérations de l'orifice guttural de la trompe d'Eustache.

3° Par son intensité la douleur à la déglutition entrave la nutrition et active la consomption pulmonaire.

4° Les applications narcotiques locales rendent la maladie tolérable en supprimant la douleur et en retardent la terminaison en permettant au malade de continuer de se nourrir.

5° Les causes principales de la dysphagie dans la phthisie laryngée sont l'ulcération et la tuméfaction œdémateuse.

6° La dysphagie douloureuse est la seule que l'on observe habituellement. Elle existe au plus haut degré pour les liquides.

7° La douleur spontanée n'existe que peu ou pas, parce que pour devenir douloureuse l'ulcération doit être irritée par le contact d'un bol alimentaire, ou les tiraillements que lui font subir les contractions du pharynx. C'est pour cela que les ulcérations de l'orifice supérieur du larynx sont la cause la plus puissante de la dysphagie.

8° L'expérimentation physiologique et la clinique sont d'accord pour affirmer que la dysphagie est due à la douleur causée par les ulcérations et non au trouble mécanique que pourrait apporter la perte de substance de l'épiglotte.

9° Les douleurs irradiées aux oreilles ont la même origine que dans l'angine tuberculeuse.

10° La dysphagie par tuméfaction est due à des lésions variées (abcès, périchondrite, foyer caséeux, infiltration séreuse), qui réclament un traitement variable pour chacune d'elles (scarification, galvano-caustique, caustiques chimiques) en plus du traitement palliatif narcotique.

Imp. A. Derenne, Mayenne. — Paris, boulevard Saint-Michel, 52.

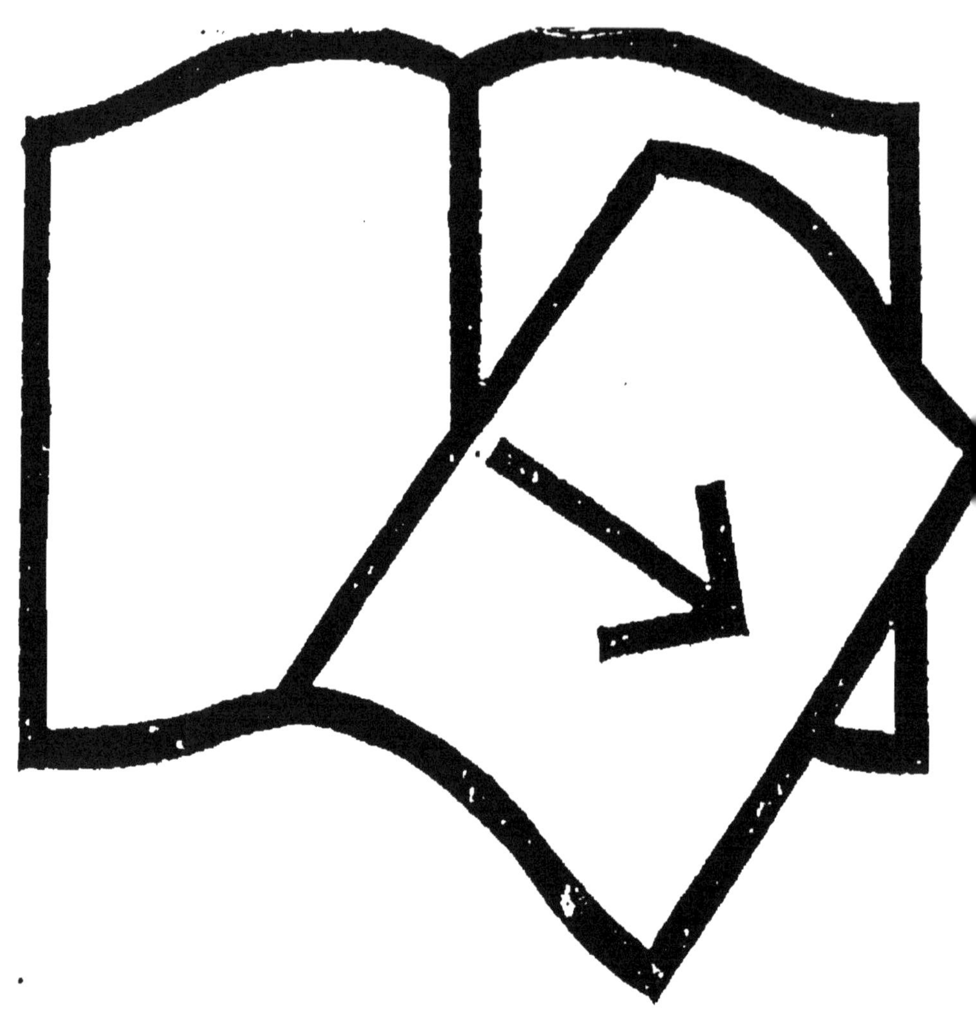

Documents manquants (pages, cahiers...)
NF Z 43-120-13

www.ingramcontent.com/pod-product-compliance
Ingram Content Group UK Ltd.
Pitfield, Milton Keynes, MK11 3LW, UK
UKHW021122140726
13695UKWH00004B/1659